                    Zaharia Tudorel

PRINCIPIUL ȘI FENOMENUL

REZONANȚEI MAGNETICE

București 2024

Introducere ,

Dezvoltarea imagisticii prin rezonanță magnetică (RMN) pentru utilizarea în investigațiile medicale a oferit un salt uriaș în domeniul diagnosticului, în special cu evitarea expunerii la radiații ionizante potențial periculoase. Odată cu scăderea costurilor și disponibilitatea mai bună, utilizarea RMN devine din ce în ce mai răspândită în practica clinică. Înțelegerea principiilor care stau la baza acestei modalități imagistice și a aplicațiilor sale multiple poate fi utilizată pentru a aprecia beneficiile și limitările utilizării sale, informând în continuare luarea deciziilor clinice.

În această lucrare , principiile RMN sunt revizuite, cu discuții suplimentare despre aplicații clinice specifice, cum ar fi imagistica paralelă, ponderată prin difuzie și prin transfer

  Zaharia Tudorel

de magnetizare. Spectroscopia RM este, de asemenea, luată în considerare, cu o imagine de ansamblu asupra metaboliților cheie şi a modului în care aceştia pot fi interpretaţi.

CUPRINS

CAPITOLUL I

Istoria RMN-ului

Deși primele imagini utile din punct de vedere clinic create prin imagistică prin rezonanță magnetică nu au fost utilizate până în anii 1980, dezvoltarea tehnologiilor care au contribuit la versiunile originale și moderne ale aparatului RMN a început cu decenii înainte.

Imagistica prin Rezonanță Magnetică, în termeni laici, este un test care folosește magneți puternici, unde radio și un computer pentru a crea imagini ale interiorului corpului. Aceste imagini sunt luate în "felii" și sunt folosite pentru a diagnostica boala sau pentru a se pregăti pentru intervenții chirurgicale. Spre deosebire de razele X, RMN-urile nu utilizează radiații și sunt cel mai adesea folosite pentru a studia țesuturile moi și sistemul nervos.

                    Zaharia Tudorel

Un RMN funcțional sau MRI este folosit pentru a înțelege fluxul sanguin în creier și pentru a cartografia activitatea creierului. În timp ce este supus unui RMN de orice fel, pacientul se află pe o platformă care alunecă în interiorul "găurii", care este un tub deschis la ambele capete care încapsulează corpul. În timp ce pacientul stă nemișcat, magnetul se mișcă în jurul corpului și forțează protonii în organism pentru a se alinia cu magneții. Timpul necesar protonilor pentru a se realinia cu câmpul magnetic, precum și energia eliberată în timpul procesului spun medicilor diferite lucruri despre tipurile de țesuturi pe care le observă.

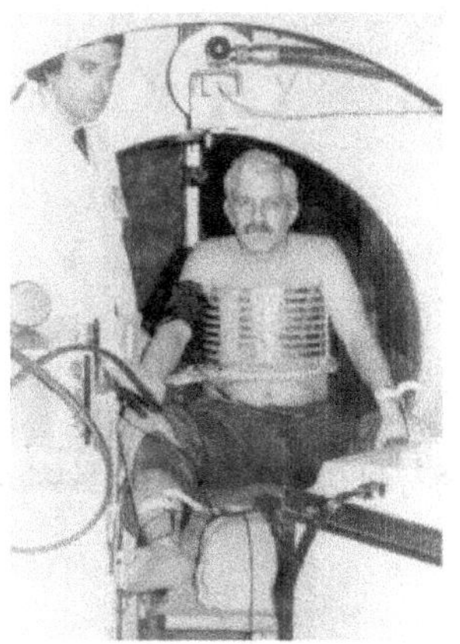

Înțelegerea științei din spatele RMN-ului ne ajută să înțelegem toate evoluțiile științifice și medicale care trebuiau să aibă loc înainte ca aparatul RMN modern să se realizeze. Fizica din spatele Rezonanței Magnetice Nucleare, sau RMN, a fost înțeleasă pentru prima dată și cercetată în continuare la începutul anilor 1950 de către Erwin Hahn. În 1952, un candidat la doctorat numit Herman Carr a produs primul spectru RMN unidimensional raportat ca parte a proiectului său de teză. Acest lucru va fi construit mai târziu în crearea RMN-ului modern.

În 1960, a fost depus primul brevet pentru un dispozitiv de imagistică prin rezonanță magnetică, care a acoperit decalajul dintre spectrul RMN și imagistica RMN aplicată medicinei. Vladislav Ivanov a fost fizicianul din spatele acestui brevet, deși nu primul om de știință care a extins pe deplin ideea.

　　　　　　　　　Zaharia Tudorel

Propunerea sa a fost ca gradientul magnetic să dezvăluie detalii spațiale în interiorul corpului.

Oamenii de știință Jay Singer, Alexander Ganssen și alții au început apoi să experimenteze tehnologiile RMN și să studieze fluxul sanguin și anomaliile gradientului la pacienții vii și subiecții animale, iar în anii 1970, oamenii de știință medicali au descoperit unele date anormale RMN asociate cu țesutul canceros. Atunci profesia medicală a început să lucreze pentru a dezvolta RMN-ul ca un mecanism prin care cancerele și alte tumori ar putea fi văzute și studiate.

De-a lungul anilor 1960 și începutul anilor 1970, au fost acordate mai multe brevete pentru diferite tipuri de mașini de scanare RMN care au încercat să identifice și să studieze cancerul și alte creșteri din organism. Cu toate acestea, niciunul dintre oamenii de ştiinţă care au teoretizat că aceste tipuri de maşini ar avea impact nu au reuşit să dezvolte cu succes mecanismele prin care scanările ar putea fi făcute, atât în siguranţă, cât şi eficient.

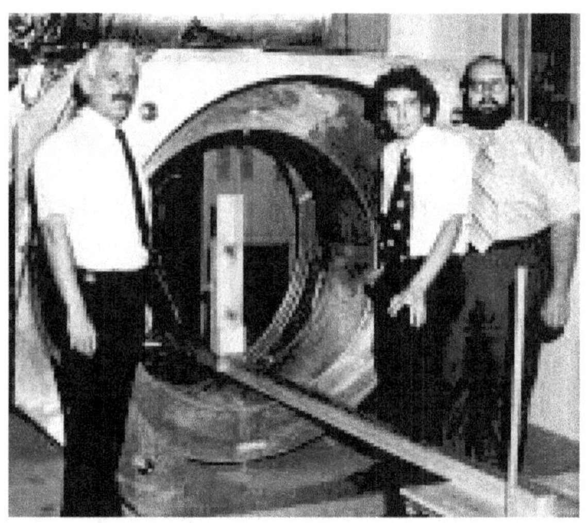

Prima imagine magnetică nucleară a fost publicată în 1973 de Paul Lauterbur. Lauterbur a reuşit să extindă munca multor oameni de ştiinţă înaintea lui pentru a produce imagini atât în 2D, cât şi în 3D, cu toate acestea, le lipsea claritatea şi actualitatea necesare pentru

    Zaharia Tudorel

aplicațiile practice ale pacienților. Ideile sale au fost extinse în continuare de Peter Mansfield, care la sfârșitul anilor 1970 a dezvoltat eco-planar tehnică imagistică care a îmbunătățit atât calitatea imaginii, cât și timpul de scanare. Prima scanare RMN a corpului unui om a fost produsă pe 3 iulie 1977 de Raymond Damadian, Larry Minkoff și Michael Goldsmith. Damadian și-a asumat meritul pentru inventarea RMN-ului.

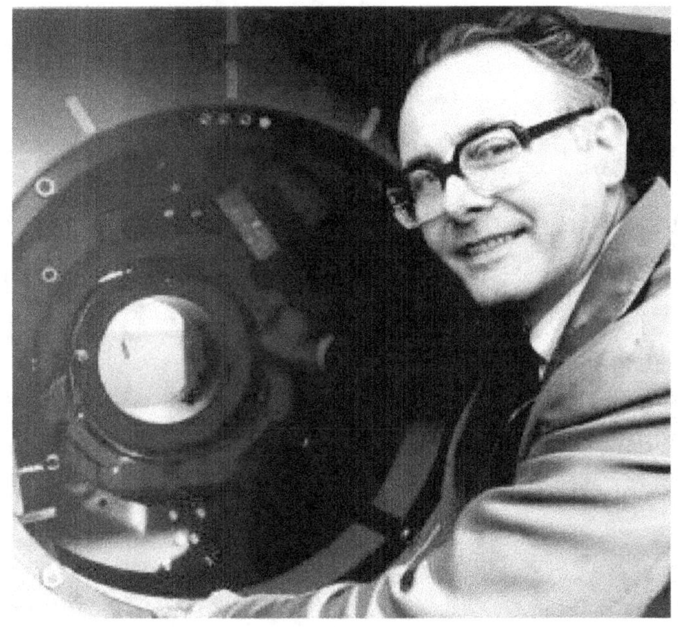

Primul aparat de scanare RMN a fost dezvoltat de John Mallard și echipa sa de la Universitatea din Aberdeen la sfârșitul anilor 1970. Această mașină a fost utilizată pentru a produce prima imagine "utilă clinic" a unui pacient în 1980. Deși mulți oameni de știință lucrau la dezvoltarea RMN-ului, aceasta a fost prima sa aplicație de succes și pertinentă într-un cadru clinic.

Același aparat a fost folosit în spitalul Sf. Bartolomeu din Londra din 1983 până în 1993 și este creditat pentru disponibilitatea pe scară largă a echipamentelor RMN în întreaga lume. Progresele ulterioare au folosit magneți mai puternici, precum și imagistică specifică inimii și creierului pentru a studia aceste părți ale corpului.

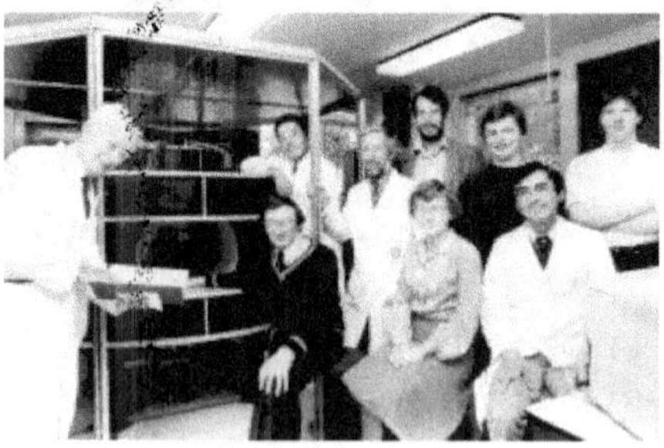

                    Zaharia Tudorel

În 2003, Sir Peter Mansfield și Paul Lauterbur au primit Premiul Nobel pentru Pace pentru munca lor în dezvoltarea RMN așa cum o știm astăzi. Cu toate acestea, acordăm, de asemenea, credit contribuțiilor în știință și dezvoltarea conceptelor lui Raymond Damadian și lucrărilor privind tehnologiile RMN lui Isador Rabi, Felix Bloch și Edward Purcell cu ani în urmă.

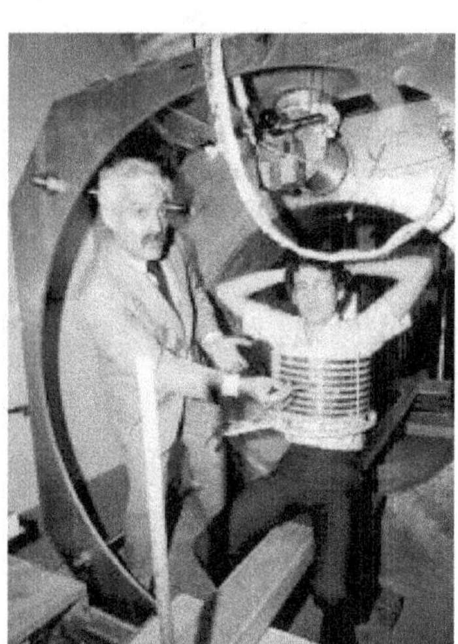

Contribuţia creditată a lui Paul Lauterbur a fost în tomografia RMN proiectivă, care arată o încetinire a timpului de relaxare a reţelei de spin protonic la o rată care variază între diferite ţesuturi. Lauterbur a folosit o serie de imagini unidimensionale împerecheate împreună pentru a crea o imagine 2-dimensională a specimenului. El produce mai întâi o imagine 2D a unei scoici folosind rotaţii succesive de 45 de grade ale imaginilor unidimensionale şi le-a "proiectat" matematic pentru a completa imaginea.

     Zaharia Tudorel

Peter Mansfield este creditat cu utilizarea imaginilor "slice" şi a gradienţilor câmpului magnetic pentru a dezvolta o imagine mai 3-dimensională a specimenului. Mansfield şi colegul său, Andrew Maudsley, au revizuit şi rafinat mai târziu această tehnică într-o tehnică de "scanare a liniei" pentru a crea prima imagine prin rezonanţă magnetică a unui deget uman în 1977.

Ramond Damadian este creditat pentru ideile sale pentru o maşină de scanare a întregului corp, ceea ce recunoaştem astăzi ca o maşină de scanare RMN. Motivaţia sa pentru crearea unei astfel de maşini a fost speranţa unui mijloc rapid şi neinvaziv de diagnosticare a bolilor în organism. Compania sa, FONAR, a fost prima care a fabricat aparate RMN clinice şi a fost numită după metoda sa imagistică, "RMN focalizat pe câmp", care a mutat pacientul într-un model dreptunghiular pentru a obţine imagini de la toţi pixelii. În ciuda contribuţiilor sale la crearea RMN-ului modern, Damadian a fost exclus de la Premiul Nobel pentru Pace și a simțit că aceasta este o nedreptate personală, la fel ca mulți alții.

De la inventarea aparatului RMN modern și distribuția și utilizarea sa pe scară largă în setările clinice, s-au făcut o serie de progrese pentru a-i îmbunătăți funcția. Cercetările cheie privind utilizarea agenților de contrast nu numai că au dovedit eficacitatea acestora, dar au făcut RMN-urile mai sigure pentru anumite populații care pot avea reacții fiziologice la acești agenți. Celor cu tulburări renale în stadiu terminal li se recomandă să renunțe la testarea RMN cu agenți de contrast. Mai mulți agenți au fost dezvoltați și implementați în utilizarea RMN standard pentru pacienții rezonabil sănătoși.

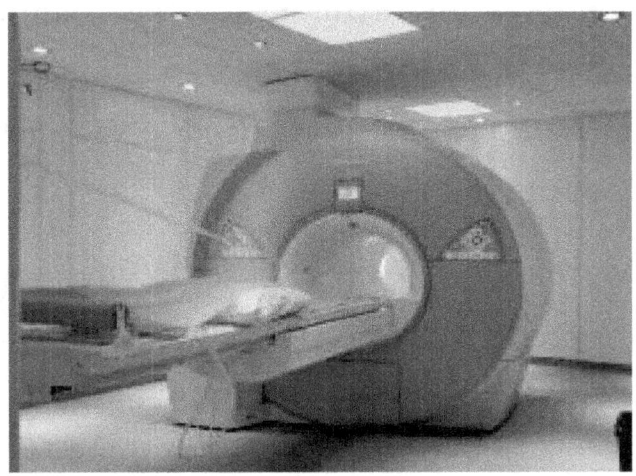

Progresele în imagistica creierului și a sistemului nervos central au îmbunătățit procesul de testare pentru pacienții cu probleme neurologice. Utilizarea anumitor agenți de contrast permite medicilor să vadă atât blocajele fluxului sanguin, cât și Perturbări ale barierei hemato-encefalice asociate cu tumori și alte anomalii. CE-RMN oferă informații despre dimensiunea, localizarea, clasificarea și gradul leziunilor, dacă există, identificate prin imaginile produse, care pot ajuta la diagnosticarea accidentului vascular cerebral, a SM, a problemelor de alimentare cu sânge şi a leziunilor creierului. RMN-ul este în prezent testul standard utilizat pentru diagnosticarea SM la pacienţii noi.

Angiografia prin rezonanţă magnetică sau MRA este o funcţie de imagistică magnetică care priveşte inima şi vasele de sânge. MRA şi imagistica cardiacă sunt două utilizări avansate ale RMN-ului care permit o privire mai puţin invazivă şi fără radiaţii asupra funcţiilor sistemului cardiovascular la pacienţii cu defecte cardiace şi anomalii cunoscute. RMN-ul este, de asemenea, utilizat pentru a vizualiza porţiuni ale corpului care includ sânul, abdomenul şi sistemul musculo-scheletic pentru a diagnostica atât leziunile, cât şi bolile.

În prezent, utilizarea RMN s-a dovedit a fi o modalitate sigură, eficientă şi neinvazivă, mai convenabilă de abordare a diagnosticului şi tratamentului pacientului. RMN-ul continuă

   Zaharia Tudorel

să se dezvolte pe măsură ce tehnologia o face, aducând imagini mai clare și completeunităților medicale cu un număr de felii de până la 128, 256 și mai mult. Timpii de imagistică au fost, de asemenea, reduse.

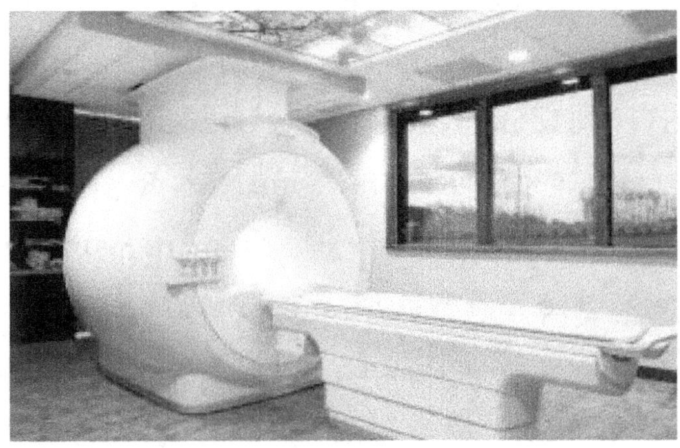

Confortul pacientului a fost, de asemenea, prioritar, deoarece mulți pacienți suferă de anxietate acută atunci când sunt supuși testelor RMN, în special pacienții care sunt sau pot deveni claustrofobi. Dimensiunile mai mari ale alezajului înseamnă mai mult spațiu în tubul RMN, unde pacienții pot auzi acum muzica redată prin căști în timp ce au loc scanările aparatului.

Metodele de detecție comprimată și de reconstrucție iterativă bayesiană explorează utilizarea Date K-Space pentru a crea imagini 3-dimensionale complete din relativ mai puține măsurători. Oamenii de știință medicali speră să dezvolte acest lucru în continuare pentru a crea experiențe mai scurte și chiar mai puțin invazive ale pacienților. Deoarece RMN-ul este relativ nou, mai multă experiență cu agenții de contrast va permite selecții de dozare și tip care sunt mai informate în viitor decât cele mai bune practici utilizate în prezent.

Deși imagistica prin rezonanță magnetică este o tehnologie relativ nouă, aceasta s-a dovedit eficientă și instrumentală în tratamentul și diagnosticarea a zeci de afecțiuni comune. Pe măsură ce tehnologia sa continuă să se îmbunătățească, nu există nicio îndoială că RMN-ul va rămâne o necesitate în unitățile medicale din întreaga țară și din lume pentru deceniile următoare. Utilizarea câmpurilor magnetice, şi nu a radiaţiilor, îl face alegerea preferată pentru mulţi medici şi o alternativă mai sigură la raze X pentru majoritatea.

CAPITOLUL II

2.1 FENOMENUL DE REZONANȚĂ MAGNETICĂ

Fenomenul de rezonanță magnetică nucleară (RMN) a fost descris pentru prima dată experimental atât de Bloch, cât și de Purcell în 1946, pentru care amândoi au primit Premiul Nobel pentru Fizică în 1952.[1, 2] Tehnica a evoluat rapid de atunci, ca urmare a introducerii magneților supraconductori cu alezaj larg (aproximativ 30 de ani în urmă), permițând dezvoltarea aplicațiilor clinice.

Primele imagini clinice prin rezonanță magnetică au fost produse în Nottingham și Aberdeen în 1980, iar imagistica prin rezonanță magnetică (RMN) este acum un instrument clinic puternic disponibil pe scară largă.[3, 4] Această lucrare acoperă un scurt rezumat al principiilor de bază în RMN, urmat de o prezentare generală a aplicațiilor actuale în practica medicală.

Toate nucleele atomice constau din protoni și neutroni, cu o sarcină pozitivă netă. Anumite nuclee atomice, cum ar fi nucleul de hidrogen, **1H** sau nucleul fosforului, **31P**, posedă o proprietate cunoscută sub numele de ***"spin"***, dependentă de numărul de protoni. Acest lucru poate fi conceput ca nucleul care se rotește în jurul propriei axe, deși aceasta este o analogie matematică. Nucleul în sine nu se rotește în sensul clasic, ci în virtutea părților sale constitutive induce un moment magnetic, generând un câmp magnetic local cu polii nord și sud.

Descrierea mecanică cuantică a acestui magnet dipolar este analogă mecanicii clasice a obiectelor care se rotesc. Dipolul în sine este analog cu un magnet bară, cu poli magnetici aliniați de-a lungul axei sale de rotație (Figura 1)

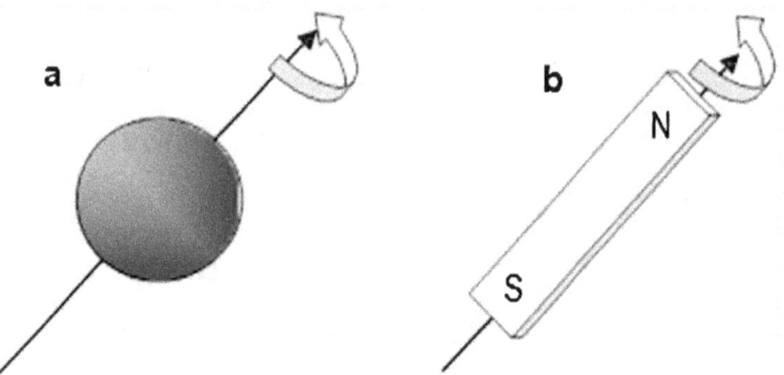

Fig.1 Spin nuclear.

Nucleul "rotativ" (a) induce un câmp magnetic, comportându-se ca un magnet bar (b). N și S reprezintă nordul și, respectiv, sudul. Direcțiile săgeților reprezintă direcția câmpului magnetic.

Aplicarea unui câmp magnetic extern puternic (B0) aliniază nucleul fie în paralel, fie perpendicular pe câmpul extern. O soluție lichidă care conține mulți spini nucleari, plasată în B0 câmp, va conține spini nucleari într-una din cele două stări de energie: o stare de energie joasă (orientată paralel cu câmpul

   Zaharia Tudorel

magnetic) sau o stare de energie înaltă (orientată perpendicular pe direcția câmpului magnetic). În solide sau lichide, ar exista tendința de a exista un exces de rotiri în aceeași direcție ca B0.

Deși un magnet bară s-ar orienta complet paralel sau antiparalel cu câmpul, nucleul are un moment cinetic datorită rotației sale, astfel încât se va roti sau se va precesa în jurul lui B0 axă (Figura 2). Acest comportament este adesea comparat cu mișcarea oscilantă a unui giroscop sub influența câmpului magnetic al Pământului și explică utilizarea *"spinului"* pentru a explica ceea ce este în realitate un fenomen mecanic cuantic.

Viteza de rotație în jurul direcției câmpului este frecvența *Larmor*. Aceasta este proporțională cu intensitatea câmpului și este descrisă de ecuația Larmor (Figura 3)

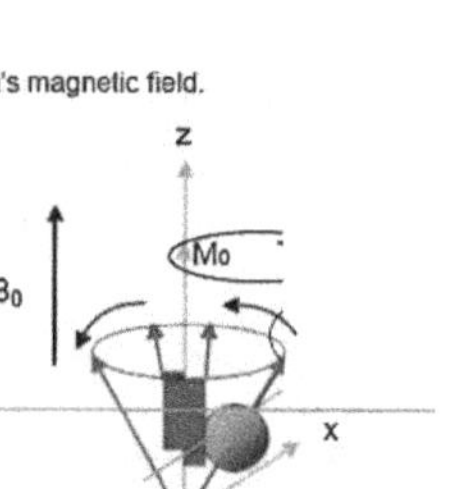

Fig.2

Nucleu care precesează în jurul unui câmp magnetic extern (B0). M0 = direcţia magnetizării nete. x, y şi z reprezintă axele carteziene ortogonale. ω0 = γB0

$$\omega 0 = \gamma B0$$

Fig.3

Ecuaţia Larmor. ω0 = frecvenţa unghiulară a protonilor, γ este raportul giromagnetic, o constantă fixată pentru un nucleu specific şi B0 este puterea câmpului. ΔE = γhB0/2π .

Nucleele care posedă spin pot fi excitate în câmpul magnetic static, B0, prin aplicarea unui al doilea câmp magnetic de radiofrecvență (RF) B1, aplicată perpendicular pe B0. Energia RF este de obicei aplicată în impulsuri scurte, fiecare durând microsecunde. Absorbția energiei de către nucleu determină o tranziție de la niveluri mai ridicate la niveluri mai scăzute de energie și invers la relaxare.

Energia absorbită (și ulterior emisă) de nuclee induce o tensiune care poate fi detectată de o bobină de sârmă reglată corespunzător, amplificată și afișată ca *"dezintegrare prin inducție liberă"* (FID). În absența pulsației RF continue, procesele de relaxare vor readuce sistemul la echilibru termic. Prin urmare, fiecare nucleu va rezona la o frecvență caracteristică atunci când este plasat în același câmp magnetic.[5]

Energia necesară pentru a induce tranziția între nivelurile de energie este diferența de energie dintre cele două stări de spin nuclear. Acest lucru depinde de puterea B0 câmpul magnetic la care sunt supuse nucleele (Figura 4). Aplicarea unui impuls RF la frecvența de rezonanță generează un FID. În practică, mai multe impulsuri RF sunt aplicate pentru a obține mai multe FID-uri, care sunt apoi mediate pentru a îmbunătăți raportul semnal-zgomot (SNR).

FID media semnalului este un semnal din domeniul timp. Acesta va fi alcătuit din contribuții de la diferite nuclee din mediul studiat (de exemplu, apă liberă și 1H legat de țesut). FID medie a semnalului poate fi rezolvată printr-un proces matematic cunoscut sub numele de transformare Fourier, fie într-o imagine (RMN), fie într-un spectru de frecvență, furnizând informații biochimice (Figura 5)

                              Zaharia Tudorel

$$\Delta E = \gamma h B_0 / 2\pi!$$

Fig.4

Diferenţa de energii a celor două orientări de spin, unde h = constanta lui Planck.

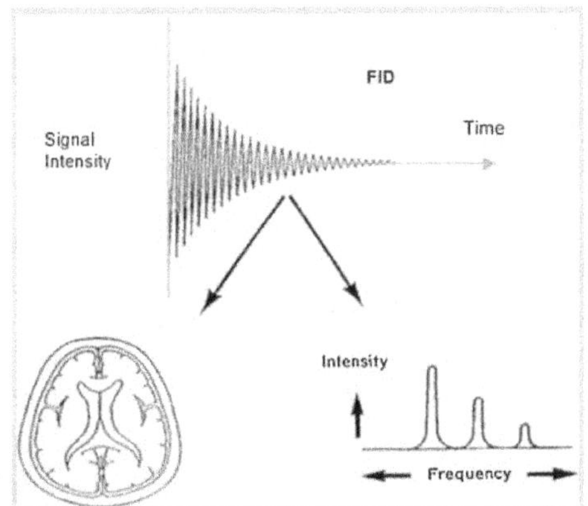

Fig. 5

Dezintegrarea prin inducţie liberă (FID) şi transformarea Fourier pentru a genera imagini RM sau spectre MR.

2.2 Gradienți de câmp MR

Localizarea spațială a semnalului MR într-o regiune de interes necesită utilizarea degradeurilor. Acestea sunt variații liniare spațiale suplimentare în intensitatea câmpului static. Gradienții pot fi aplicați în orice direcție ortogonală folosind cele trei seturi de bobine de gradient, Gx, Gy și Gz, în cadrul sistemului MR.

Precesia mai rapidă sau mai lentă este detectată ca semnal MR mai mare sau mai mic. Astfel, măsurătorile de frecvență pot fi utilizate pentru a distinge semnalele MR în diferite poziții în spațiu și pentru a permite reconstrucția imaginii în trei dimensiuni (Figura 6)

                    Zaharia Tudorel

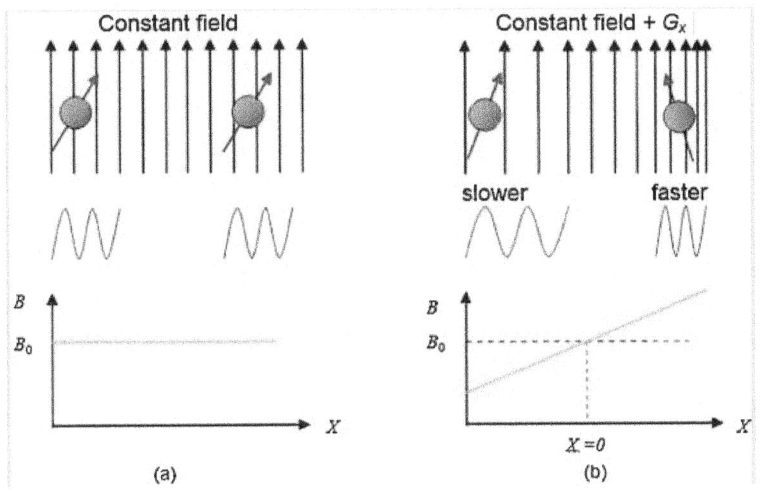

Fig. 6

Efectul gradientului de câmp asupra nucleelor. (a) B0 Numai că toate nucleele precesează la aceeași frecvență. (b) B0 cu gradient Gx. Mai departe de-a lungul direcției x, câmpul crește și astfel protonii rezonează mai repede - frecvența precesiei depinde de poziție.

2.3 Bobine RF

Bobinele transmițătoare și receptoare pot fi piese hardware separate sau individuale, în funcţie de zona corpului examinată şi de experimentul efectuat. B-ul aplicat[1] Impulsul este aplicat de o bobină transmiţătoare învelitoare, care înconjoară uniform zona de interes, cum ar fi o bobină de cap. Bobina receptorului constă dintr-o buclă de sârmă, care poate fi plasată direct peste regiunea de interes sau combinată în bobina emiţătorului.

Bobinele cu matrice fazată implică un număr de bobine care primesc semnal MR simultan şi independent de o singură excitaţie. Dacă fiecare bobină este conectată la un receptor separat, atunci zgomotul dintre bobine nu este corelat, rezultând un raport semnal-zgomot mai mare decât dacă bobinele ar fi conectate doar la un receptor. Algoritmii matematici pot fi apoi utilizaţi pentru a combina datele de la bobinele individuale pentru a genera o imagine reconstruită optimă. [5]

 Zaharia Tudorel

2.4 Imagistică paralelă

Imagistica paralelă este o tehnică RMN concepută pentru a reduce timpul de scanare. Codificarea sensibilității *(SENSE,™ Philips)* şi achiziția simultană a armonicilor spațiale **(SMASH)** sunt două astfel de exemple. SENSE funcționează prin sub-eşantionarea datelor RM şi prin colectarea simultană a datelor de la mai multe bobine imagistice. Reconstrucția datelor necesită o cunoaştere exactă a sensibilităților individuale ale bobinei înainte de achiziționarea datelor. Prin urmare, o scanare de referință care achiziționează date despre bobina individuală cu rezoluție mică este achiziționată înainte de secvența principală de imagini. Astfel, un factor SENSE de 2 poate reduce timpul de imagistică cu până la 50%. Cu toate acestea, cu factori SENSE mai mari, poate exista o cantitate diminuată de semnal MR care este înregistrată.[5]

2.5 Scanerul RMN

Scanerele RMN actuale de diagnosticare utilizează magneți supraconductori criogenici în intervalul 0,5 Tesla (T) până la 1,5 T. Prin comparație, câmpul magnetic al Pământului este de 0, 5 Gauss (G), echivalent cu 0, 00005 T. Răcirea magnetului la o temperatură apropiată de zero absolut (0 K) permite conducerea unor astfel de curenți uriași; Acest lucru se realizează cel mai frecvent prin imersie în heliu lichid. Până de curând, majoritatea cercetărilor clinice au fost efectuate la o intensitate a câmpului de 1,5 T. Cu toate acestea, sistemele 3 T sunt acum disponibile pe scară largă și sunt utilizate în mod regulat în cadrul cercetării, unde capacitățile sistemelor 3 T sunt explorate și optimizate. Avantajele sistemelor cu intensitate mai mare a câmpului includ un raport semnal-zgomot îmbunătățit (SNR), o rezoluție spectrală, spațială și temporală mai mare și o cuantificare îmbunătățită. SNR

                    Zaharia Tudorel

îmbunătățit poate fi tranzacționat pentru a permite un timp redus de imagistică. Dezavantajele inerente includ susceptibilitatea magnetică, artefactele curenților turbionari și instabilitatea câmpului magnetic.[6, 7]

Susceptibilitatea magnetică este gradul de magnetizare pe care un țesut sau material îl prezintă ca răspuns la un câmp magnetic. Acest lucru poate avea un efect benefic sau dăunător asupra calității generale a imaginii. Artefactele de susceptibilitate magnetică sunt mai proeminente la 3 T, comparativ cu 1,5 T. Fenomenul poate fi benefic în RMN-ul funcțional sau de difuzie prin îmbunătățirea contrastelor tisulare, dar dezavantajos prin producerea de goluri de semnal la interfețele aer/țesut în secvențele de difuzie.

Un curent turbionar este un curent indus generat datorită interacțiunii dintre câmpul magnet care se schimbă rapid și structurile conductoare din scanerul RMN. Curenții turbionari pot duce la perturbaţii în câmpul gradientului, reducând rezoluţia imaginii MR ulterioare.[7]

2.6 Imagistică RM ponderată T1 şi T2

Relaxarea este termenul folosit pentru a descrie procesul prin care un *"spin"* nuclear revine la echilibru termic după absorbţia energiei RF. Există două tipuri de relaxare, relaxări longitudinale şi transversale, iar acestea sunt descrise de constantele de timp, T1 şi T2 respectiv. [5]

T1 este, de asemenea, cunoscut sub numele de *"relaxare spin-zăbrele"*, prin care "zăbrelele" sunt mediul nucleului înconjurător. Pe măsură ce are loc relaxarea longitudinală, energia este disipată în reţea. T1 este durata de timp necesară pentru ca sistemul să revină cu 63% spre echilibrul termic în urma unui impuls RF ca funcţie exponenţială a timpului. T1 pot fi manipulate prin varierea timpilor dintre impulsurile RF, timpul de repetiţie (TR). Apa

                    Zaharia Tudorel

şi lichidul cefalorahidian (LCR) au T lung1 valori (3000-5000 ms), şi astfel apar întunecate pe T1-imagini ponderate, în timp ce grăsimea are un T scurt1 (260 ms) şi apare luminos pe T1-imagini ponderate.[5]

Procesele de relaxare pot, de asemenea, să redistribuie energia între nucleele dintr-un sistem de spin, fără ca întregul sistem de spin să piardă energie. Astfel, atunci când se aplică un impuls RF, nucleele se aliniază predominant de-a lungul axei energiei aplicate. La relaxare, există o dephasare a orientărilor nucleelor pe măsură ce energia este transferată între nuclee şi există o reducere a direcţiei câmpului rezultat, cu un aranjament mai aleatoriu al alinierilor. Acesta este T2, numită relaxare transversală, deoarece este o măsură a vitezei cu care rotirile schimbă energie în planul "xy". T2 este, de asemenea, cunoscut sub numele de relaxare "spin-spin".[5]

2.7 Imagistică prin transfer prin magnetizare (MT)

MT permite indirect măsurarea compartimentelor de apă legate şi libere din creier. Acesta poate fi afectat de variaţiile fluidităţii membranei, concentraţia de metale grele şi conţinutul total de apă.8, 9 MT în sine este o tehnică pentru manipularea contrastului tisular.[10, 11]

Pe lângă faptul că permit achiziţionarea de imagini cu contrast sporit, tehnicile care utilizează MT permit măsurarea rapoartelor MT (MTR) (Figura 7)

MTR este o caracteristică cantitativă a ţesutului care reflectă comportamentul protonilor invizibili în mod normal MR legaţi de macromolecule. Măsurarea MTR poate detecta modificări parenchimatoase în creier care nu pot fi văzute folosind tehnicile RM standard.[5] În esenţă, protonii din ţesuturi există în două bazine, libere şi legate.

Protonii mobili, cum ar fi cei găsiți în apa corporală, alcătuiesc *,,piscina liberă''*; are o linie spectrală îngustă cu T relativ lung 1 și T2 momente de relaxare (Figura 8). Majoritatea semnalului în aplicațiile MR convenționale provine din piscina liberă, deoarece intervalul pentru frecvența de excitație MR este îngust și centrat pe acești protoni mobili. Un al doilea grup de protoni legați în proteine și alte macromolecule sau membrane este denumit ca fiind invizibil MR, deoarece nu se află de obicei în intervalul de frecvență de excitație utilizat.

Acest **bazin** are o linie spectrală mult mai largă și timpi de relaxare mai scurți, oferind un SNR mai mic (Figura 8). Magnetizarea poate fi transferată între bazine bidirecțional prin interacțiunea directă între spini, transferul nucleelor sau mijloace chimice directe. În condiții normale, transferul de magnetizare este același în ambele direcții.[5]

$$MTR = 100 \times (SI\ off - SI\ on)/SI$$

Fig.7

Formula MTR. (SI oprit = intensitatea semnalului în imaginea de bază a densității protonilor, SI on = intensitatea semnalului în imagine cu impulsul MT aplicat).

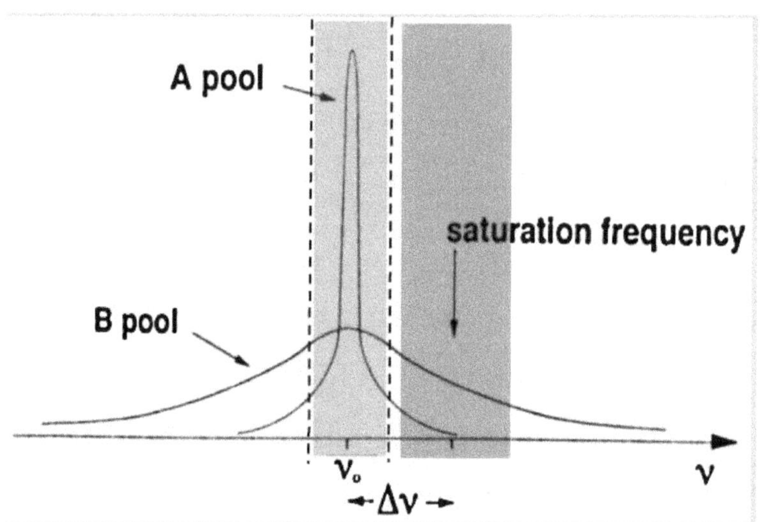

Fig. 8

Model care demonstrează conceptele care stau la baza fenomenului transferului de magnetizare.

                    Zaharia Tudorel

Tehnicile care utilizează MT saturează magnetizarea în bazinul legat, lăsând *piscina liberă* în cea mai mare parte neafectată. Acest lucru este posibil datorită liniei spectrale largi a bazinului legat. Acesta poate fi excitat prin utilizarea unui impuls RF "în afara rezonanței" (Figura 8). Saturația bazinului legat determină atenuarea substanțială a magnetizării.

În consecință, există un transfer redus al magnetizării în *piscina liberă*, cu magnetizarea longitudinală efectivă în interiorul acesteia și în T-ul său. [1].   În consecință, timpul de relaxare a fost redus. Secvențele de impulsuri care încorporează utilizarea impulsurilor "off-resonance" pot fi proiectate pentru a cuantifica efectul MT în diferite țesuturi.[10]

Grupul liber de protoni (A) are o linie spectrală îngustă, rezonând la frecvența Larmor (v0). Impulsuri RF care acoperă frecvențele, care sunt prezentate în roz (Figura 8), sunt capabili să excite piscina liberă.

Piscina "legată" (B) are o linie spectrală largă, în timp ce aplicarea ulterioară a iradierii RF la o frecvenţă compensată cu Δv, prezentată în albastru, poate excita şi satura piscina fără a afecta în mod semnificativ piscina liberă (piscina A).

2.8 Imagistică ponderată prin difuzie

Imagistica ponderată prin difuzie (DWI) este o tehnică RMN care permite cuantificarea mişcării moleculei de apă. La începutul anilor 1990, DWI a fost pionier în detectarea ischemiei cerebrale acute.[12, 13]. Alte indicaţii includ investigaţii pentru scleroză multiplă şi tumori cerebrale.[14, 15, 16].

Difuzia moleculelor de apă urmează principiile mişcării browniene. Astfel, atunci când nu este constrânsă, mişcarea moleculei de apă este aleatorie şi egală în toate direcţiile. Această mişcare aleatorie este descrisă ca fiind "izotropă". Cu toate acestea, mişcarea moleculelor de apă în medii structurate este restricţionată din cauza mediului lor fizic. În creier, microstructura din materia cenuşie şi albă restricţionează mişcarea moleculei de apă. În medie, moleculele de apă tind să se mişte paralel cu tracturile materiei albe, spre deosebire de perpendiculare pe ele.[17, 18].

Această mişcare este descrisă ca fiind "anizotropă", deoarece nu este egală în toate direcţiile. Mişcarea moleculelor în planurile x, y şi z şi corelaţia dintre aceste direcţii este descrisă de un construct matematic, cunoscut sub numele de tensor de difuzie.[19, 20]. În matematică, un tensor defineşte proprietăţile unui elipsoid tridimensional. Pentru determinarea tensorului de difuzie, sunt necesare date de difuzie în cel puţin şase direcţii neliniare. Acest proces este cunoscut sub numele de imagistică tensorială de difuzie (DTI). Figura 9 prezintă reprezentarea grafică a unui tensor de difuzie, ca un elipsoid tridimensional; Axa lungă reprezintă direcţia primară de mişcare.[20]

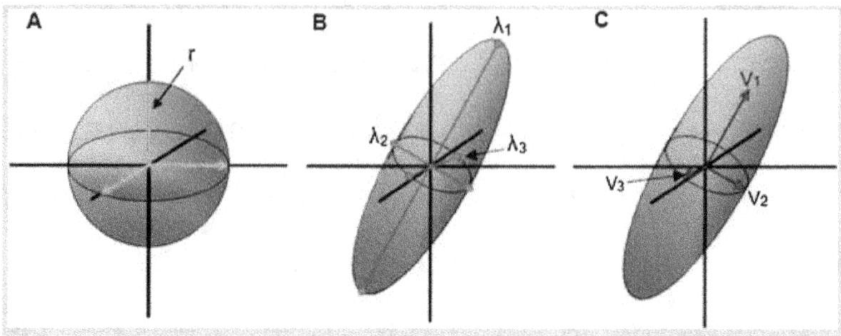

Figura 9

Principiile difuziei. Difuzie izotropă (A) şi difuzie restricţionată (B şi C). A se vedea textul pentru explicaţii suplimentare.

Neconstrânsă, o moleculă de apă s-ar mişca aleatoriu şi egal în toate direcţiile, difuzie izotropă (A). Raza "r" a gamei sferice de mişcare văzută la Figura 9 defineşte probabilitatea mişcării într-o anumită direcţie. Difuzia anizotropă va avea loc într-un mediu ordonat, de exemplu în interiorul materiei albe, şi va forma o gamă eliptică de mişcare (B şi C).

　　　　　　Zaharia Tudorel

Trei valori proprii, $\lambda 1$, $\lambda 2$ și $\lambda 3$ și trei vectori proprii v1, v2 și v3 definiți forma și, respectiv, orientarea elipsoidului (Figura 9), descriind magnitudinea și direcțiile celor trei planuri majore ale elipsoidului de difuzie.[21] În timpul DTI, tensorul este calculat la fiecare locație a pixelilor, permițând producerea unei hărți de difuzie, care arată magnitudinea și direcția dominantă a procesului. Atunci când sunt urmărite pe un număr de pixeli, direcțiile dominante trasează liniile de-a lungul cărora este cel mai probabil să apară difuzia. Practicarea acestei tehnici este cunoscută sub numele de ***tractografie,*** datorită teoriei că difuzia probabilă a acestor căi reprezintă tracturile materiei albe.

2.9 Coeficientul de difuzie aparentă

DTI colectează informații detaliate care permit o perspectivă asupra microstructurii găsite într-un voxel imagistic. Factorii calculați includ difuzivitatea medie, gradul de

anizotropie și direcția difuzivităților.[22].
Difuzivitatea medie este o măsură a deplasării apei și, de asemenea, prezența obstacolelor în calea mișcării la nivel celular și subcelular.

Folosind imagini **DWI** cu ponderi diferite, se poate calcula o măsură a difuziei. Diferitele imagini pot fi mapate pentru a crea o imagine cu coeficient de difuzie aparentă (ADC).[23].

ADC măsoară difuzivitatea apei din țesuturi în funcție de interacțiunile dintre moleculele de apă și mediul lor structural și chimic înconjurător.[24]

2.10 Anizotropia fracționată

Anizotropia fracționată **(FA)** și anizotropia relativă **(RA)** sunt termeni utilizați frecvent pentru a descrie gradul de anizotropie. *__Anizotropia se referă la barierele fizice, afectate de caracteristici, cum ar fi densitatea, orientarea, dimensiunea și forma fibrelor nervoase din tracturile materiei albe.__* Cu toate acestea, mielinizarea s-a dovedit a nu

                    Zaharia Tudorel

fi o componentă esențială pentru anizotropie, deși cu siguranță contribuie la dezvoltarea acesteia, nervii nemielinizați având, de asemenea, potențialul de a prezenta anizotropie.[25].

Direcția anizotropiei și, prin urmare, a fibrelor, poate fi reprezentată grafic pe hărți bidimensionale codificate prin culori (Figura 10) sau, în caz contrar, prin tractografie tridimensională. Diferiți algoritmi pot fi utilizați pentru a calcula orientarea fasciculelor majore de fibre axonale folosind vectori proprii și valori proprii.[21]. Expresia tridimensională a datelor DTI este una dintre cele mai recente evoluții care utilizează această tehnică și poate oferi o mai bună înțelegere a eșecurilor în conectivitatea creierului.

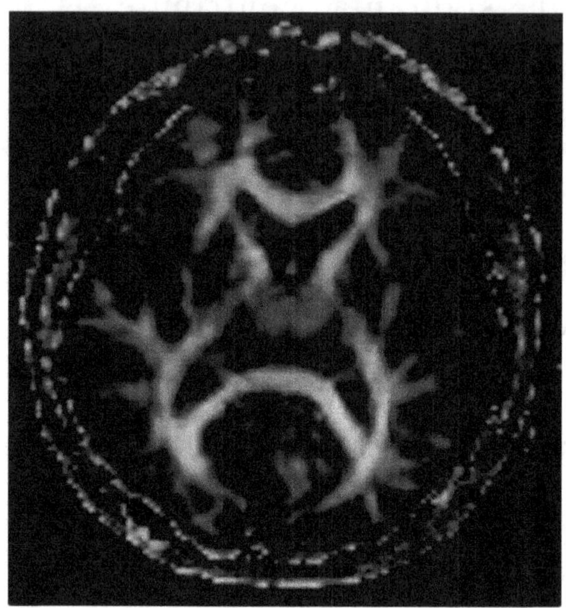

Figura 10

Imagine color a anizotropiei fracţionate (FA) de la un voluntar sănătos de sex masculin în vârstă de 44 de ani. Imagistica tensorială de difuzie (DTI) efectuată pe un Philips Intera™ 3 T utilizând 32 de direcţii diferite de sensibilizare prin difuzie. Diferitele culori reprezintă direcţiile principale de difuzie şi, prin urmare, direcţia tracturilor substanţei albe: verdele reprezintă partea anterioară-posterioară, albastrul reprezintă caudo-cranianul, roşul reprezintă transversal.

     Zaharia Tudorel

2.11 Intensitatea câmpului MR

Imagistica clinică la intensitatea câmpului de 3 T în loc de 1,5 T are avantaje în imagistica ponderată prin difuzie. Avantajele sunt îmbunătățirea raportului semnal-zgomot cu 30-50%, îmbunătățirea raportului contrast-zgomot cu până la 96% și reducerea variabilității ADC și FA cu 34-52%.[26, 27, 28]. Dezavantajele imagisticii la 3 T includ susceptibilitatea artefactului și distorsiunea imaginii; dar acest lucru poate fi atenuat semnificativ prin tehnici de imagistică paralelă, cum ar fi SENSE™ (codificarea sensibilității).[26, 28, 29]. Intensitatea câmpului nu ar trebui să facă nicio diferență față de valorile FA și ADC obținute, dar ar trebui să îmbunătățească precizia și precizia acestor măsurători.[26, 28, 30].

2.12 Numărul de direcții de difuzie

Structurile celulare nu sunt orientate într-o aliniere simetrică perfectă omogen în tot

49

corpul şi, prin urmare, măsurarea difuziei moleculelor de apă va fi dependentă direcţional. Aceasta înseamnă că difuzia trebuie măsurată în mai multe direcţii pentru a obţine o estimare invariantă rotaţională a difuziei izotrope. Diverse experimente şi strategii de modelare au fost utilizate pentru a determina numărul minim de direcţii de difuzie necesare pentru a obţine un voxel izotrop, din care pot fi derivate date robuste ADC şi FA, permiţând astfel un timp rezonabil de scanare pentru pacient cu achiziţionarea de date fiabile.

Numărul minim de direcţii este raportat ca 20-30,31, 32 deşi ADC pot fi calculate cu minimum 6 direcţii necoliniare. Ponderarea prin difuzie este exprimată ca o valoare b, care depinde de caracteristicile secvenţei RM. Valoarea b creşte odată cu creşterea ponderii de difuzie, iar ponderarea suficientă a difuziei este de obicei obţinută cu o valoare b de 1000 s / mm2. Estimări ADC în două puncte, cu b0 şi 1000 s/mm2 sunt adecvate pentru măsurarea difuziei în creierul uman.[32, 33]. Ele produc un acord bun cu estimări de şase puncte.[34] Cu toate acestea, este posibil să se îmbunătăţească calitatea datelor prin creşterea numărului de valori b,31 deşi acest lucru necesită un timp de scanare mai lung.

2.13 Spectroscopie de Rezonanţă Magnetic

Mediul magnetic experimentat de fiecare nucleu sensibil la RM este diferit.

Deşi toate nucleele sunt dominate de B0 şi B aplicat1 câmp, ele vor experimenta, de asemenea, o forţă magnetică locală datorită câmpurilor magnetice ale electronilor din mediul lor chimic imediat. Astfel, gradul de ecranare sau îmbunătăţire a câmpului magnetic local de către curenţii electronici depinde de mediul electronic exact, o funcţie a structurii chimice.

Diferite medii chimice vor produce frecvenţe de rezonanţă nucleară diferite. Acest lucru dă naştere fenomenului de schimbare chimică, prin care spectrul de frecvenţă MR constă din nuclee, care rezonează la frecvenţe diferite.[5]. Frecvenţa depinde de intensitatea exactă a câmpului magnetic, şi astfel este de obicei exprimată în unităţi adimensionale (părţi per milion, ppm), prin referire la un anumit punct de referinţă; în 1H MR spectroscopie, aceasta este de obicei apă la 4,7 ppm. 1H şi 31P sunt nucleii principali investigaţi în SMR clinică, dar 13C, 23Na, şi 19F sunt, de asemenea, supuse investigaţiei MRS, dacă sunt disponibile bobine adecvate pentru a depăşi problema raportului semnal-zgomot scăzut al acestor izotopi.

Vârfurile spectrelor RM sunt numite şi rezonanţe. Unii metaboliţi pot fi împărţiţi în două (dublet) sau mai multe subvârfuri. Zona de sub vârf reprezintă concentraţia metabolitului.

                    Zaharia Tudorel

Cuantificarea absolută a metaboliților este teoretic posibilă, dar poate fi dificil de realizat cu precizie din cauza unor factori care includ T1 și T2 Efecte.[35] Prin urmare, rezultatele sunt de obicei raportate ca raporturi de metaboliți la un metabolit stabil care apare în mod natural în țesuturi, cum ar fi creatina.

2.14 Achiziția de date

Cele două tehnici clinice principale pentru SMR in vivo sunt spectroscopia monovoxel și imagistica cu schimbare chimică. Spectroscopia cu un singur voxel utilizează gradienți pentru a defini un voxel de interes în cadrul unui organ. Dimensiunea voxelului este predefinită de utilizator și este singura sursă de semnal. Pentru a îmbunătăți raportul semnal-zgomot în voxelii mai mici, numărul de medii ale semnalului obținute poate fi mărit, necesitând un timp de scanare mai mare. Imagistica de schimbare chimică (CSI) dobândește spectre dintr-o matrice de voxeli.

În principiu, acest lucru se poate face în toate cele trei direcţii, dar, în practică, se face de obicei într-un singur plan, de unde şi numele, CSI 2D-single slice. Spectroscopia cu un singur voxel are avantajul unui semnal mai mare la zgomot, în timp ce CSI permite o acoperire anatomică mai largă.

2.15 Spectroscopie mono-voxel

Înălţimea vârfurilor SMR depinde de concentraţia metabolitului, secvenţa de spectroscopie, TR şi timpul de ecou (TE). Scenariul ideal este evitarea pierderii semnalului din cauza T1 relaxare şi T2 descompunere, şi astfel TR ar trebui să fie de cel puţin 2000 ms, cu siguranţă nu mai puţin de 1500 ms, iar TE cât mai scurt posibil, de obicei 30-35 ms.

TE determină informaţiile dobândite, un TE scurt maximizează datele obţinute, dar un TE mai lung atenuează semnalul de la rezonanţele macromoleculelor nedorite, cum ar fi lipidele. [36]

2.16 Secvențe MRS

Au fost dezvoltate o serie de secvențe MRS diferite, care diferă în secvențele de impulsuri și metodele de localizare. Modul de achiziție a ecoului stimulat **(STEAM)** a fost istoric singura secvență capabilă de timpi scurți de ecou.[37] Spectroscopia punctiformă **(PRESS)** utilizează un impuls de 90 de grade urmat de două impulsuri de 180 de grade. Fiecare impuls are un gradient selectiv pe una dintre cele trei axe principale, astfel încât protonii din voxel sunt singurii care experimentează toate cele trei impulsuri RF. [38]. Intensitatea semnalului obținut cu PRESS este de două ori mai mare decât STEAM. Echipamentele și secvențele moderne sunt acum capabile să producă PRESS cu timp de ecou scurt.[39]

2.17 Analiza datelor

Trebuie luate în considerare mai multe aspecte în ceea ce privește interpretarea datelor SMR. Un număr de factori experimentali contribuie la acuratețea datelor: hardware-ul (caracteristicile bobinei, liniaritatea receptorului, omogenitatea câmpului și omogenitatea asupra voxelului), eficiența supresiei apei și localizarea voxelului, prin secvența impulsurilor și metoda tehnicii de analiză utilizată pentru cuantificarea datelor.[40]. De asemenea, trebuie luate în considerare caracteristicile fizice ale țesuturilor investigate și tehnica de analiză utilizată.

De exemplu, concentrația apei variază între diferite clase de țesuturi, cum ar fi materia cenușie și albă din creier. Prin urmare, dacă apa este utilizată ca referință internă pentru cuantificare, calculele concentrațiilor metabolitului pot fi afectate dacă compoziția

　　　　　　Zaharia Tudorel

tisulară a unui voxel nu poate fi determinată cu precizie.[41]. Există diferite programe software pentru analiza datelor MRS; Spectrele identice analizate prin tehnici diferite pot produce rezultate diferite pentru nivelurile metaboliților.[42] Astfel, atunci când spectrele sunt analizate de diferiți investigatori, poate exista variabilitate în raporturile metaboliților. [40]

2.18 Metaboliți vizibili prin spectroscopie de protoni cerebrali

Cele mai importante vârfuri vizibile pe spectrul MR cerebral protonic sunt N-acetil aspartat (NAA), colină (cho), creatină (Cr) mio-inozitol (mI) și vârful combinat glutamină și glutamat (Glx); lactatul (Lac) poate fi, de asemenea, vizibil. La un TE de 30 ms, rezonanța NAA este la 2,0 părți per milion (ppm), cho la 3,2 ppm, Cr la 3,0 ppm, mI la

3,6 ppm, complexul Glx între 2,1 și 2,5 ppm și dubletul lactat în jur de 1,3 ppm.

N-acetil aspartatul este vârful major observat în spectroscopia de protoni suprimată de apă, dar rolul său fiziologic exact nu este cunoscut.[42]. Este considerat un marker al disfuncției neuronale și al pierderii neuronale și este utilizat clinic în studiul progresiei bolii în scleroza multiplă.[43]

Colina este considerată a fi un marker al activității membranei, deoarece fosfocolinele sunt eliberate în timpul defalcării membranei. Fosfocolinele participă, de asemenea, la metabolismul fosfolipidic și reglarea osmotică în celulele gliale. Rezonanța colinei este crescută într-o varietate de procese inflamatorii și maligne, reprezentând probabil creșterea celularității, glioza și degradarea membranei datorită descompunerii mielinei. [41, 44, 45, 46].Scăderile rezonanței colinei

   Zaharia Tudorel

au fost asociate cu modificări osmoregulatoare în encefalopatia hepatică.[47]

Creatina este vârful total al creatinei şi fosfocreatinei şi este adesea luată ca nivel intern de referinţă. Se presupune că este constantă în concentrare în creier în sănătate şi boală.[41].

Cu toate acestea, este posibil ca în anumite stări de boală, cum ar fi demenţa legată de HIV, nivelul creatinei să fie afectat.[48]

Mio-inozitolul este un alcool din zahăr implicat în sinteza fosfoinozitelor şi a unui osmolit cerebral implicat în procesele de osmoreglare cerebrală.[49]. Nivelurile ridicate de mio-inozitol au fost asociate cu activarea microglială şi astroglioza.[44]

Glutamina şi metabolismul glutamatului sunt interdependente. Astrocitele preiau glutamatul din capilare şi îl combină cu amoniacul prin acţiunea glutaminei sintetazei pentru a produce glutamină. Neuronii preiau ulterior glutamina și o transformă în glutamat, un neurotransmițător, prin acțiunea glutaminazei.

2.19 Cuantificarea metabolitului

Există două metode principale de exprimare a concentrației metaboliților în SMR, fie ca valori absolute, fie ca rapoarte. Cuantificarea absolută necesită fie utilizarea soluțiilor de referință externe, "fantomă", fie, mai frecvent, utilizarea apei tisulare ca referință internă în cadrul scanerului RMN. [50]. Avantajul cuantificării absolute este capacitatea de a descrie concentrațiile individuale ale metabolitului și variațiile stărilor bolii. Cu toate acestea, există o serie de probleme tehnice și metodologice. Dacă se utilizează soluții de referință externe, există îngrijorare cu privire la B1 neomogenitatea câmpului în cele două regiuni de interes disparate. Folosind apa ca referință internă, trebuie să se presupună conținutul de apă, dar acest lucru se poate schimba în stările de boală şi leziunile focale. În plus, diferite clase de ţesuturi pot avea conţinuturi diferite de apă, de exemplu materia cenuşie şi albă din creier.[50]

Apa constituie peste 70% din masa ţesutului cerebral şi, prin urmare, este prezentă la o concentraţie de peste 10.000 de ori mai mare decât cea a majorităţii metaboliţilor (10 mmol / l).[41]Prin urmare, mici erori în atribuirea unei valori concentraţiei absolute de apă vor afecta concentraţiile calculate de metaboliţi. Cu metode de cuantificare absolută, efectele T1 şi T2 relaxarea vârfurilor apei şi metabolitului trebuie luată în considerare şi trebuie efectuate măsurători suplimentare în timp ce subiectul se află în scanerul RMN, prelungind timpul de examinare. Raportul metaboliţilor funcţionează pe baza presupunerii că concentraţia creatinei este stabilă în sănătate şi boală, ceea ce poate fi incorect. Cu toate acestea, deoarece comparaţia efectuată se face în acelaşi timp şi în aceeaşi regiune de interes, eroarea ar trebui să fie dinamică și, prin urmare, redusă la minimum.

2.20 Analiza SMR

Vârfurile metaboliților sunt de obicei calculate prin integrarea sau ajustarea semnalului transformat Fourier folosind software proprietar. Precizia poate fi îmbunătățită prin utilizarea unei abordări bazate pe cunoștințe prealabile, definită ca informații obținute anterior cu privire la caracteristicile componente ale spectrului, care sunt susceptibile de a fi diferite între diferite secvențe hardware și de achiziție.[51] Un astfel de pachet software care încorporează metodologia cunoștințelor anterioare este JMRUI, care utilizează algoritmul AMARES. [51,52]

Un alt avantaj al utilizării cunoștințelor anterioare este reducerea intrărilor dependente de utilizator, ceea ce ar putea duce altfel la o variabilitate suplimentară dependentă de operator. JMRUI analizează spectrele în domeniul timpului. Analiza datelor spectroscopice în domeniul timpului, mai degrabă decât în domeniul frecvenţei, este avantajoasă, permiţând o mai bună gestionare a artefactelor, cum ar fi ruliul de bază şi orice componentă spectrală largă subiacentă din cauza zgomotului nedorit din date.[53]

CAPITOLUL III

PRINCIPIULREZONANȚEI MAGNETICE

Sistemul RMN modern este un amestec uimitor de tehnologii diverse, bazat pe realizarea faptului că un aspect mic, dar critic al spinului nucleelor de hidrogen ar putea fi folosit pentru a oferi o modalitate sigură, neinvazivă de a vedea în interiorul unui corp uman.

Imagistica prin rezonanță magnetică (RMN) este un instrument extraordinar de valoros și vital pentru imagistica neinvazivă a organelor moi, țesuturilor și structurilor din corpul uman (sau a altor obiecte care au un conținut ridicat de apă). Aceste întrebări frecvente vor explica principiile de funcționare de bază, precum și istoricul dezvoltării sale și problemele juridice ulterioare. Un sistem RMN este o combinație remarcabilă de electronică, magnetică, supercooling, software și multe alte tehnologii și se bazează pe principii subtile la nivel atomic.

Celelalte două tehnologii imagistice utilizate pe scară largă – razele X și ultrasunetele – sunt simple în concept. Razele X folosesc lungimi de undă care penetrează pielea și organele în grade diferite, dar sunt altfel ca o fotografie pe film, în timp ce ultrasunetele sunt o implementare a principiilor ecoului bine înțelese. Ambele au fost inițial implementate fără o înțelegere a fizicii profunde și au avut o legătură directă între principii și rezultat. În schimb, principiile RMN se bazează pe înțelegerea la nivel atomic și nu sunt deloc evidente și nu ar putea fi imaginate fără această fizică; Este o tehnică foarte non-intuitivă și "misterioasă".

3.1 Imagistica prin rezonanță magnetică

Inițial a fost numită imagistică prin rezonanță magnetică nucleară (RMN). Partea "nucleară" a fost abandonată pentru că a speriat oamenii: au crezut că sunt iradiați, ceea ce nu este deloc cazul. RMN-ul utilizează câmpuri magnetice și unde de frecvență radio neionizante la niveluri foarte scăzute și nu are nicio legătură cu conceptul public de **"nuclear"**. Mai mult, chiar și câmpurile magnetice intense nu au demonstrat niciodată vreun impact asupra sănătății.

3.2 Principiile RMN-ului

În primul rând, există baza atomică. Momentele magnetice ale nucleului unui atom (compus în principal din protoni și neutroni) tind să se alinieze fie paralel, fie anti-paralel cu un câmp magnetic extern. În al doilea rând, este cunoașterea medicală că diferite organe (și tumori) conțin cantități diferite de apă și, prin urmare, mai mulți atomi de hidrogen, iar această diferență poate fi exploatată.

3.3 Legătura nucleului rotativ cu imagistica

Ca un vârf comun de rotație, nucleul atomic precesează în jurul direcției alinierii câmpului magnetic și la o frecvență care depinde de puterea câmpului magnetic și de momentul magnetic nuclear al atomului. Momentele magnetice ale nucleelor pot fi induse să-și schimbe orientarea dacă absorb energia de la o undă electromagnetică impusă de frecvența potrivită.

De asemenea, emit această energie absorbită atunci când revin la orientarea lor de energie mai mică, o tranziție care poate fi detectată atunci când fasciculul de energie este expus la un semnal de frecvență radio în timp ce călătorește prin câmpul magnetic. Reglarea fie a câmpului magnetic extern, fie a frecvenței radio poate produce rezonanță.

3.4 Apa și Hidrogenul

Semnalele radio induse de RMN din țesutul canceros vor diferi de cele ale țesutului sănătos, de exemplu. În mod specific, țesuturile tumorale vor avea un timp de relaxare mai lung pentru a se recupera și a reveni la starea lor neenergizată. În prezența unui câmp magnetic intens impus, protonii absorb energia, iar axele lor se aliniază pentru a crea un singur vector magnetic; Ei radiază această energie atunci când câmpul magnetic este îndepărtat. Întreaga bază nucleară pentru RMN este foarte abstractă și este un eveniment aproape "magic", deoarece este total invizibil și aproape imposibil de imaginat pentru majoritatea oamenilor.

Fără un câmp magnetic extern, protonii (nucleele de hidrogen) sunt orientați aleatoriu. În scopuri imagistice, nucleul de hidrogen (un singur proton) este utilizat datorită abundenței sale în apă și grăsimi. În condiții normale,

　　　　　Zaharia Tudorel

acești protoni de hidrogen sunt "magneți bară" care se rotesc în corp cu axele lor aliniate aleatoriu (Figura 1).

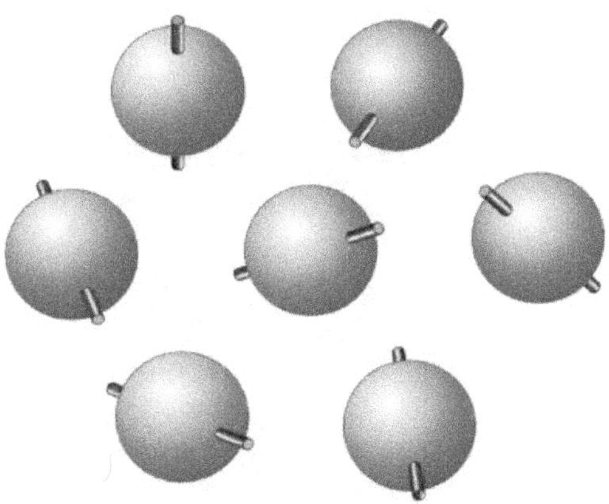

Fig 1: Fără un câmp magnetic extern, protonii (nucleele de hidrogen) sunt orientați aleatoriu. (Sursa: Biblioteca Națională de Medicină din SUA, Institutele Naționale de Sănătate)

3.5 Câmpul magnetic extern

Când corpul este plasat în câmpul magnetic al scanerului RMN, axele acestor protoni se aliniază (Figura 2). Această aliniere uniformă creează un vector magnetic orientat de-a lungul axei scanerului RMN.

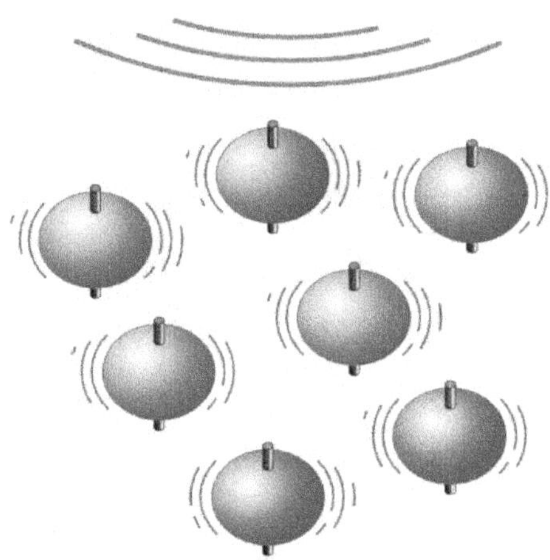

Fig 2: În prezenţa unui câmp magnetic intens impus, protonii absorb energia şi axele lor se aliniază pentru a crea un singur vector magnetic; Ei radiază această energie atunci când câmpul magnetic este îndepărtat.

3.6 Puterea câmpului magnetic extern

Foarte puternic: scanerele RMN utilizează diferite intensităţi ale câmpului magnetic începând de la aproximativ 0,5 şi 3 tesla (T; 1

T = 10.000 gauss) ca valoare minimă; Intensitățile mai mari ale câmpului au ca rezultat o rezoluție îmbunătățită.

Această intensitate a câmpului poate fi creată numai folosind magneți supraconductori de curent înalt răciți cu heliu lichid până aproape de zero absolut. Pentru comparație, câmpul magnetic al Pământului la suprafață variază de la 25 la 65 microtesla sau 0,25 la 0,65 gauss.

Când se adaugă energie suplimentară sub forma unei unde radio la câmpul magnetic aplicat, vectorul magnetic este deviat. Unda de radiofrecvență (RF) care determină nucleele de hidrogen să rezoneze depinde de elementul țintă (aici, hidrogen) și de puterea câmpului magnetic.

Pentru a face RMN-ul să funcționeze, puterea câmpului magnetic în magneți mai mici, gradient (aproximativ 200 gauss) este modificată electronic din cap până în picioare prin utilizarea unei serii de bobine electrice gradient. Prin modificarea câmpului magnetic local, diferite felii ale corpului rezonează pe măsură ce sunt aplicate diferite frecvențe.

3.7 Implementarea în practică

În practică, scanerul RMN conține doi magneți. Primul are un câmp static și face ca toate moleculele de apă ale corpului să se alinieze într-o singură direcție. Al doilea câmp magnetic este apoi pornit și oprit într-o serie de impulsuri rapide.

Aceste impulsuri determină fiecare atom de hidrogen să-și modifice alinierea și apoi să revină la starea inițială, relaxată atunci când este oprit. Ca urmare a pornirii și opririi bobinelor de gradient, bobina magnetică vibrează. Acest lucru creează un sunet puternic în interiorul scanerului. Un aparat RMN este un sistem foarte complicat, Figura 3 și Figura 4.

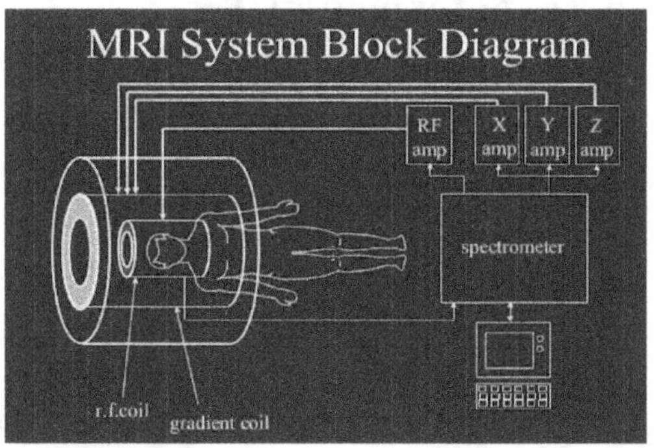

Fig 3: O diagramă bloc la nivel înalt a unui RMN poate doar să sugereze complexitatea internă și sofisticarea în multe discipline tehnice necesare pentru a construi un RMN funcțional.

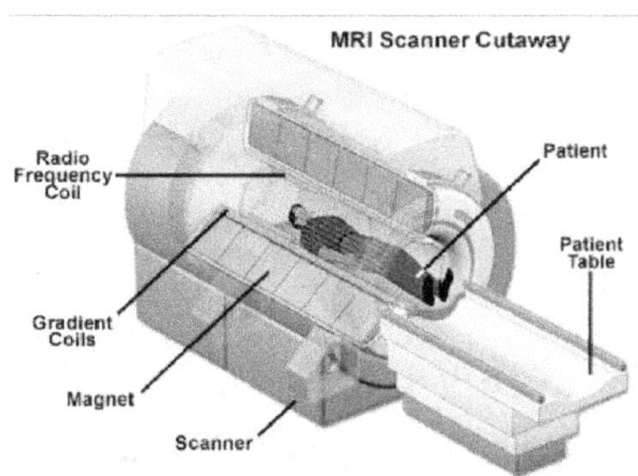

Fig 4: Apariția unui RMN este formidabilă din perspectiva pacientului și a operatorului.

3.8 Oprirea sursei externe de RF

Când sursa RF externă este oprită, vectorul agregat de moment magnetic revine la starea sa de repaus, iar protonul emite un semnal RF. Acesta este semnalul care creează date brute pentru imagini. O serie de bobine de recepţie sensibile cu amplificatoare cu câştig ridicat şi zgomot redus sunt situate în jurul corpului şi acţionează ca antene pentru a detecta semnalul emis.

Timpul necesar protonilor pentru a se relaxa complet este măsurat în două moduri. Relaxarea T1 este timpul necesar vectorului magnetic pentru a reveni la starea sa de repaus, Figura 5. Relaxarea T2 este timpul necesar pentru ca rotaţia axială să revină şi ea la starea de repaus, Figura 6.

　　　　　Zaharia Tudorel

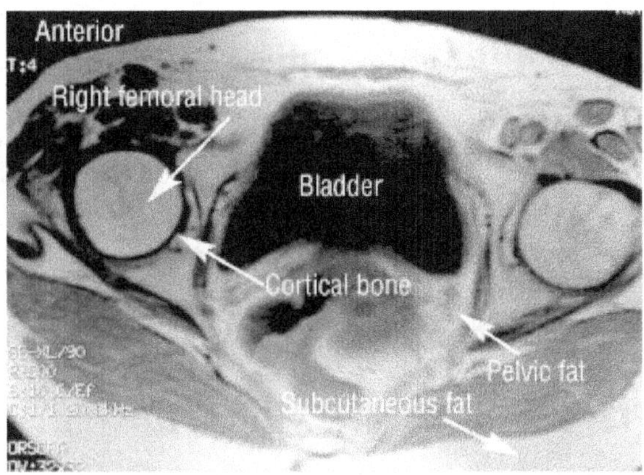

Fig 5: O imagine axială a unui pelvis, folosind unda RMN T1.

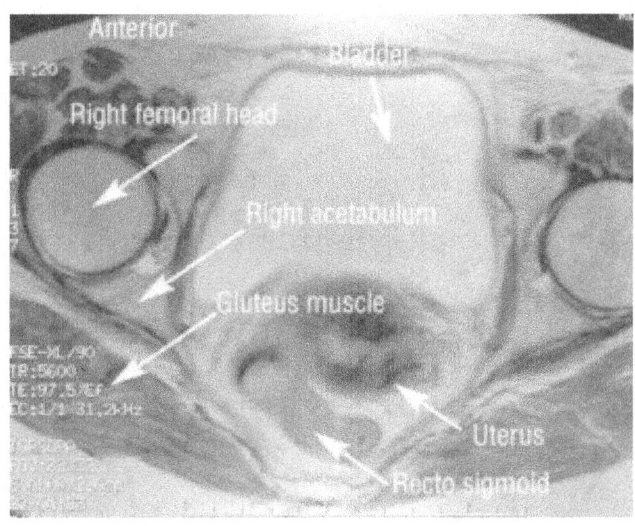

Fig 6: Aceeași imagine RMN pelvis, folosind o undă T2.

3.9 Imaginea bidimensională

RMN-ul nu creează în mod inerent o imagine bidimensională; În schimb, intensitatea semnalelor recepţionate este reprezentată grafic în tonuri de gri, iar imaginile transversale sunt construite folosind algoritmi de procesare a imaginilor. Semnalele de la primul RMN (mai multe despre acest lucru mai jos) au durat câteva ore pentru a fi procesate numeric; Rezultatele scanării RMN de astăzi sunt aproape în timp real datorită creşterii cu ordine de mărime a puterii de bază a procesorului, a motoarelor grafice şi a altor îmbunătăţiri hardware şi software.

CAPITOLUL IV

Rolul asistentei medicale

Rolul asistentului medical în serviciul de imagistică nucleară este limitat la prevederile fişei postului aşa cum şi în alte subspecialităţi este reglementat .

Principalele roluri sunt redate mai jos după cum urmează

Primirea pacientului este etapa de înregistrare a datelor şi cuprinde

- identificarea pacientului timp în care asistenta caută să creeze un dialog în care nu va folosi un limbaj medical . În cadrul acestei etape asistenta va întreba pacientul dacă a mai participat în trecut la o examinare prin rezonanţă magnetică nucleară , cum a decurs acesta ,dacă i-a fost administrată vre-o substanţă de contrast ,si cum s-a simţit după examinare . În cazul în care urmează administrarea de contrast asistenta se va asigura ca pacientul a fost testat în prealabil la mediul de contrast ce urmează a fi administrat .

Pregătirea pacientului pentru examen cuprinde două etape care merg simultan

Pregătirea psihică și pregătirea fizică

Asistenta va încuraja pacientul să participe la examinare afirmând că examinarea va conduce la stabilirea unui diagnostic corect ,iar medicii în urma acestor rezultate vor fi în măsură să aplice tratamentele corespunzătoare .

Pregătirea fizică constă în principal în îndepărtarea obiectelor de pe corpul pacientului cu ar fi bijuteriile care ar putea dăuna rezultatului examinării . Ajută pacientul să se îmbrace și dezbrace ,să se așeze pe masa de examinare ,îl poziționează și îl centrează . Administrează pacientului sub îndrumarea medicului substanta de contrast ,sau conectează la injectomatul aparatului de rezonanță . Dacă pacientul nu are montat cateter venos pentru administrarea contrastului asistenta va proceda la

                    Zaharia Tudorel

montarea unei branule cu respectarea măsurilor de asepsie .

Pe lângă aceste roluri deosebit de importante asistenta din serviciul de imagistică se asigură ca aparatura funcționează în parametrii normali și întrerupe orice examinare dacă sesizează defecțiuni . Pentru a identifica anumite defecțiuni putem enumera câteva aspecte

-zgomote produse de aparatură care nu au mai fost auzite în trecut la nici-o examinare .

-fluctuații ale curentului electric care pot întrerupe alimentarea aparatului ,deși în acest caz majoritatea instituțiilor dețin grupuri electrogene care intră în funcțiune automat .

-afectarea integrității cablelor din dotarea aparaturii ,dacă acestea prezintă urme de lovire strangulare și alte asemenea .

Asistenta medicală se asigură permanent că au fost luate toate măsurile de asepsie înainte de examinare   ,iar între examinări ia măsurile necesare de asepsie pentru următorul pacient .

Aşa cum am observat rolul asistentei medicale este în realitate o obligaţie profesională stabilită atât prin fişa postului cât şi reglementările specifice

Asistenta medicală trebuie să aplice protocoalele de examinare fără a aduce modificări , ea comunică permanet cu medicul despre comportamentul pacientului în timpul examinării , sesizează orice defecţiune a aparaturii ,lipsei de materiale şi alte asemenea . Verifică frecvent menţiunile înscrise pe flacoanele ce conţin substanţe de contrast în special în ceea ce priveşte data expirării . Verifică necesarul de substanţe şi materiale utile la măsurile de asepsie şi sesizează dacă acestea urmează să se epuizeze .

Asistenta va respecta normele de protecţie a muncii specifice postului ,va purta uniformă şi va utiliza echipamente de protecţie unde este cazul .

                    Zaharia Tudorel

BIBLIOGRAFIE

1. Bloch F., Hansen W.W., Packard M.E. Nuclear induction. Phys Rev. 1946;69:127.

2. Purcell E.M., Torrey H.C., Pound R.V. Resonance absorption by nuclear magnetic moments in a solid. Phys Rev. 1946;69:37–38.

3. Hawkes R.C., Holland G.N., Moore W.S., Worthington B.S. Nuclear magnetic resonance (NMR) tomography of the brain: a preliminary clinical assessment with demonstration of pathology. J Comput Assist Tomogr. 1980;4(5):577–586.

4. Smith F.W., Hutchison J.M., Mallard J.R. Oesophageal carcinoma demonstrated by whole-body nuclear magnetic resonance imaging. Br Med J (Clin Res Ed) 1981;282(6263):510–512.

5. Westbrook C., Roth C.K., Talbot J. 4th edition. John Wiley & Sons, Inc.; London: 2011. MRI in Practice.

6. Di Costanzo A., Trojsi F., Tosetti M. High-field proton MRS of human brain. Eur J Radiol. 2003;48(2):146–153. [PubMed] [Google Scholar]

7. Soher B.J., Dale B.M., Merkle E.M. A review of MR physics: 3 T versus 1.5 T. Magn Reson Imaging Clin N Am. 2007;15(3):277–290.

8. Rovira A., Cordoba J., Sanpedro F., Grive E., Rovira-Gols A., Alonso J. Normalization of T2 signal abnormalities in hemispheric white matter with liver transplant. Neurology. 2002;59(3):335–341.

9. Rovira A., Grive E., Pedraza S., Rovira A., Alonso J. Magnetization transfer ratio values and proton MR spectroscopy of normal-appearing cerebral white matter in patients with liver cirrhosis. Am J Neuroradiol. 2001;22(6):1137–1142.

10. Hajnal J.V., Baudouin C.J., Oatridge A., Young I.R., Bydder G.M. Desig and implementation of magnetization transfer pulse sequences for clinical use. J Comput Assist Tomogr. 1992;16(1):7–18.

11. Wolff S.D., Balaban R.S. Magnetization transfer contrast (MTC) and tissue water proton

relaxation in vivo. Magn Reson Med. 1989;10(1):135–144.

12. Baird A.E., Warach S. Magnetic resonance imaging of acute stroke. J Cereb Blood Flow Metab. 1998;18(6):583–609.

13. Moseley M.E., Kucharczyk J., Mintorovitch J. Diffusion-weighted MR imaging of acute stroke: correlation with T2 weighted and magnetic susceptibility-enhanced MR imaging in cats. AJNR Am J Neuroradiol. 1990;11(3):423–429.

14. Larsson H.B., Thomsen C., Frederiksen J., Stubgaard M., Henriksen O. In vivo magnetic resonance diffusion measurement in the brain of patients with multiple sclerosis. Magn Reson Imaging. 1992;10(1):7–12.

15. Kono K., Inoue Y., Nakayama K. The role of diffusion-weighted imaging in patients with brain tumors. AJNR Am J Neuroradiol. 2001;22(6):1081–1088.

16. Stadnik T.W., Chaskis C., Michotte A. Diffuion-weighted MR imaging of intracerebral masses: comparison with conventional MR imaging and histologic findings. AJNR Am J Neuroradiol. 2001;22(5):969–976.

17. Chenevert T.L., Brunberg J.A., Pipe J.G. Anisotropic diffusion in human white matter: demonstration with MR techniques in vivo. Radiology. 1990;177(2):401–405.

18. Doran M., Hajnal J.V., Van Bruggen N., King M.D., Young I.R., Bydder G.M. Norma and abnormal white matter tracts shown by MR imaging using directional diffusion weighted sequences. J Comput Assist Tomogr. 1990;14(6):865–873.

19. Basser P.J., Mattiello J., LeBihan D. MR diffusion tensor spectroscopy and imaging. Biophys J. 1994;66(1):259–267.

20. Basser P.J., Jones D.K. Diffusion-tensor MRI: theory, experimental design and data analysis—a technical review. NMR Biomed. 2002;15(7):456–467.

21. Mori S., van Zijl P. 2005, MR tractography using diffusion tensor imaging. In: Gillard J., Waldman A., Barker P.B., editors. Clinical MR Neuroimaging. 1st edition. Cambridge University Press; 2005. pp. 86–98.

22. Jones D.K. Fundamentals of diffusion MR imaging. In: Gillard

J., Waldman A., Barker P.B., editors. Clinical MR Neuroimaging. 1st edition. Cambridge University Press; 2005. pp. 54–85.

23. Mori S., Barker P.B. Diffusion magnetic resonance imaging: its principle and applications. Anat Rec. 1999;257(3):102–109.

24. Le Bihan D., Breton E., Lallemand D., Grenier P., Cabanis E., Laval-Jeantet M. MR imaging of intravoxel incoherent motions: application to diffusion and perfusion in neurologic disorders. Radiology. 1986;161(2):401–407.

25. Beaulieu C. The basis of anisotropic water diffusion in the nervous system—a technical review. NMR Biomed. 2002;15(7):435–455. [

26. Alexander A.L., Lee J.E., Wu Y.C., Field A.S. Comparison of diffusion tensor imaging measurements at 3.0 T versus 1.5 T with and without parallel imaging. Neuroimaging Clin N Am. 2006;16(2):299–309.

27. Kuhl C.K., Textor J., Gieseke J. Acute and subacute ischemic stroke at high-field-strength (3.0-T) diffusion-weighted MR imaging: intraindividual comparative study.

Radiology. 2005;234(2):509–516.

28. Habermann C.R., Gossrau P., Kooijman H. Monitoring of gustatory stimulation of salivary glands by diffusion-weighted MR imaging: comparison of 1.5 T and 3 T. AJNR Am J Neuroradiol. 2007;28(8):1547–1551.

29. Kuhl C.K., Gieseke J., von F.M. Sensitivity encoding for diffusion-weighted MR imaging at 3.0 T: intraindividual comparative study. Radiology. 2005;234(2):517–526.

30. Lee C.E., Danielian L.E., Thomasson D., Baker E.H. Normal regional fractional anisotropy and apparent diffusion coefficient of the brain measured on a 3 T MR scanner. Neuroradiology. 2009;51(1):3–9.

31. Correia M.M., Carpenter T.A., Williams G.B. Looking for the optimal DTI acquisition scheme given a maximum scan time: are more b-values a waste of time? Magn Reson Imaging. 2009;27(2):163–175.

32. Jones D.K. The effect of gradient sampling schemes on measures derived from diffusion tensor MRI: a Monte Carlo study. Magn

Reson Med. 2004;51(4):807–815.

33. Xing D., Papadakis N.G., Huang C.L., Lee V.M., Carpenter T.A., Hall L.D. Optimsed diffusion-weighting for measurement of apparent diffusion coefficient (ADC) in human brain. Magn Reson Imaging. 1997;15(7):771–784.

34. Burdette J.H., Elster A.D., Ricci P.E. Calculation of apparent diffusion coefficients (ADCs) in brain using two-point and six-point methods, J Comput Assist Tomogr. 1998;22(5):792–794.

35. Bottomley P.A. The trouble with spectroscopy papers. Radiology. 1991;181(2):344–350. [PubMed] [Google Scholar]

36. Lundbom J., Hakkarainen A., Fielding B. Characterizing human adipose tissue lipids by long echo time 1H-MRS in vivo at 1.5 Tesla: validation by gas chromatography. NMR Biomed. 2010;23(5):466–472.

37. Matthaei D., Frahm J., Haase A., Merboldt K.D., Hanicke W. Multipurpose NMR imaging using stimulated echoes. Magn Reson Med. 1986;3(4):554–561.

38. Bottomley P.A. Spatial localization in NMR spectroscopy in vivo. Ann N Y Acad Sci. 1987;508:333–348.

39. Klose U. Measurement sequences for single voxel proton MR spectroscopy. Eur J Radiol. 2008;67(2):194–201.

40. Keevil S.F., Barbiroli B., Brooks J.C. Absolute metabolite quantification by in vivo NMR spectroscopy: II. A multicentre trial of protocols for in vivo localised proton studies of human brain. Magn Reson Imaging. 1998;16(9):1093–1106.

41. Gadian D.G. 2nd edn. Oxford University Press; Oxford: 1995. NMR and it Applications to Living Systems.

42. Birken D.L., Oldendorf W.H. N-acetyl-L-aspartic acid: a literature review of a compound prominent in 1H-NMR spectroscopic studies of brain. Neurosci Biobehav Rev. 1989;13(1):23–31.

43. Vion-Dury J., Meyerhoff D.J., Cozzone P.J., Weiner M.W. What might be the impact on neurology of the analysis of brain metabolism by in vivo magnetic resonance

spectroscopy? J Neurol. 1994;241(6):354–371.

44. Bitsch A., Bruhn H., Vougioukas V. Inflammatory CNS demyelination: histopathologic correlation with in vivo quantitative proton MR spectroscopy. AJNR Am J Neuroradiol. 1999;20(9):1619–1627.

45. Davie C.A., Hawkins C.P., Barker G.J. Detection of myelin breakdown products by proton magnetic resonance spectroscopy. Lancet. 1993;341(8845):630–631. [PubMed] [Google Scholar]

46. Miller B.L. A review of chemical issues in 1H NMR spectroscopy: N-acetyl-L-aspartate, creatine and choline. NMR Biomed. 1991;4(2):47–52.

47. Bluml S., Zuckerman E., Tan J., Ross B.D. Proton-decoupled 31P magnetic resonance spectroscopy reveals osmotic and metabolic disturbances in human hepatic encephalopathy. J Neurochem. 1998;71(4):1564–1576.

48. Chang L., Ernst T., Witt M.D., Ames N., Gaiefsky M., Miller E. Relationships among brain metabolites, cognitive function, and viral loads

in antiretroviral-naive HIV patients. Neuroimage. 2002;17(3):1638–1648.

49. Häussinger D., Laubenberger J., vom D.S. Proton magnetic resonance spectroscopy studies on human brain myo-inositol in hypo-osmolarity and hepatic encephalopathy. Gastroenterology. 1994;107(5):1475–1480.

50. Kreis R. Issues of spectral quality in clinical 1H-magnetic resonance spectroscopy and a gallery of artifacts. NMR Biomed. 2004;17(6):361–381.

51. Vanhamme L., van den Boogaart A., Van Huffel S. Improved method for accurate and efficient quantification of MRS data with use of prior knowledge. J Magn Reson. 1997;129(1):35–43.

52. Stubbs M., Van den Boogaart A., Bashford C.L. 31P-magnetic resonance spectroscopy studies of nucleated and non-nucleated erythrocytes; time domain data analysis (VARPRO) incorporating prior knowledge can give information on the binding of ADP. Biochim Biophys Acta. 1996;1291(2):143–148. [PubMed] [Google Scholar]

53. Hamilton G., Patel N., Forton D.M., Hajnal J.V., Taylor-Robinson S.D. Prior knowledge for time domain

quantification of in vivo brain or liver 31P MR spectra. NMR Biomed. 2003;16(3):168–176.

CAP III

Referinţe

1.Damadian, "Focalizarea câmpului n.m.r. (FONAR) şi formarea imaginilor chimice la om"

2.APS News, "RMN-ul foloseşte fizica fundamentală pentru diagnosticul clinic"

3.Două puncte de vedere, "Istoria RMN"

4.Thought Co., "RMN imagistică prin rezonanţă magnetică"

5.Biblioteca Naţională de Medicină din SUA, Institutele Naţionale de Sănătate, "Imagistica prin rezonanţă magnetică"

6.Fonar, Inc, "Cronologia istoricului RMN"